LA STATION HIVERNALE D'AJACCIO

en 1872-1873.

ACTION THÉRAPEUTIQUE

DU

CLIMAT DE LA CORSE

PAR LE

Docteur Paul PICARD,

Ancien Interne des hôpitaux de Paris, Chirurgien par concours des hôpitaux de Marseille, Membre des sociétés d'Observation de Paris, d'Emulation de Montpellier, Lauréat et membre correspondant de l'Académie de Médecine de Marseille, Ex-Chirurgien en chef de l'Ambulance Marseillaise, etc.

AJACCIO

IMPRIMERIE J. POMPEANI ET LLUIS

1872

LA STATION HIVERNALE D'AJACCIO

en 1872-1873.

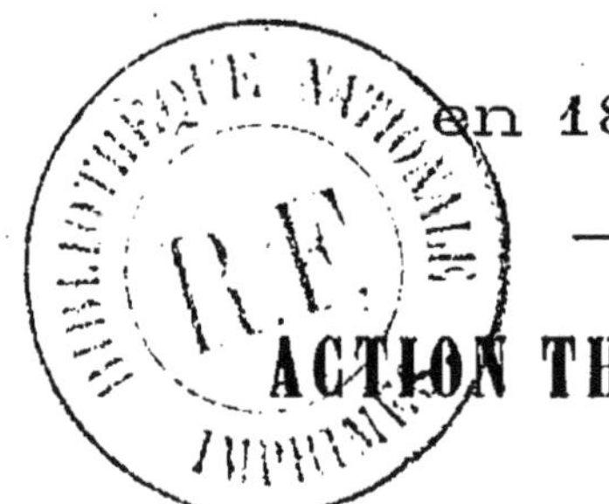

ACTION THÉRAPEUTIQUE

DU

CLIMAT DE LA CORSE.

PAR LE

Docteur Paul PICARD,

Ancien Interne des hôpitaux de Paris, Chirurgien par concours des hôpitaux de Marseille, Membre des sociétés d'Observation de Paris, d'Emulation de Montpellier, Lauréat et membre correspondant de l'Académie de Médecine de Marseille, Ex-Chirurgien en chef de l'Ambulance Marseillaise, etc.

AJACCIO

IMPRIMERIE J. POMPEANI ET LLUIS

1872

LA STATION HIVERNALE D'AJACCIO

SAISON 1872-1873.

ACTION THÉRAPEUTIQUE

DU

CLIMAT DE LA CORSE.

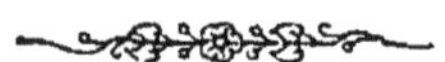

HISTOIRE DE LA STATION DEPUIS SA CRÉATION.

L'admirable climat d'Ajaccio, la beauté de son golfe, la pureté de son ciel, connus depuis longtemps des marins et des touristes avaient, dès 1852, été signalés à l'attention du public médical par le Docteur Donné, actuellement recteur de la faculté de Montpellier.

« Je ne connais pas, disait-il, de ville mieux située plus jolie et plus gaie qu'Ajaccio. C'est Naples en petit par sa position au bord de la mer. Le golfe, entouré d'une ceinture de montagnes dont les plus élevées sont couvertes de neige, le calme de l'air que n'agitent jamais les bourrasques de vent, la tiédeur de l'atmosphère qui permet la culture de l'olivier, de l oranger, du palmier, de la canne à sucre en pleine terre, et cette vie toute extérieure d'une population aglomerée, font d'Ajaccio une ville pleine de mouvement, éminemment propre aux gens qui n'ont rien à faire qu'à se promener, à humer l'air et se rechauffer au soleil.

Mon patriotisme souffre lorsque je vois la France, par mode ou par ignorance, aller chercher hors d'elle-même ce qu'elle posséde, et demander à des pays étrangers des avantages que ses diverses contrées lui offrent à un degré égal ou supérieur.

Quel plus beau climat que celui de la Corse et d'Ajaccio en particulier ! Il faut aller jusqu'aux Iles de la Grèce pour trouver une température aussi douce, un hiver aussi clément, un été aussi tempéré. C'est déjà le ciel de l'Afrique, avec un soleil moins ardent, mais non moins pur. Quel plus beau lieu, quelle plus délicieuse plage, quel air plus tiède ! et cette terre nous appartient et nous y sommes chez nous, et en faisant la fortune de ce pays, nous enrichissons nos concitoyens.

Il n'est pas un médecin qui n'ait été frappé de ces merveilleuses conditions en venant ici, et tous se sont promis, de retour sur le continent, de les mettre à profit pour leurs malades.

Comment ces bonnes dispositions n'ont-elles encore rien produit, et pourquoi continue-t-on à diriger vers une terre étrangère ce courant du monde fuyant l'hiver, qui serait une fortune pour cette île, qui réussirait à la transformer, à la civiliser mieux que les lois, en même temps qu'il y trouverait les bienfaits d'un climat délicieux ?

Faisons connaître les ressources du climat de la Corse, les beautés et les singularités de sa nature, et lorsque nous aurons piqué la curiosité des amateurs lorsque nous aurons décidé quelques malades, qui serviront d'exemple à d'autres, à venir chercher dans cette région les bienfaits de son atmosphère et de ses eaux vivifiantes, nous ne serons pas inquiets de l'opinion qu'on aura de nous, car les Corses, en définitive sont reconnaissants. »

En 1864, le Docteur Piétra-Santa, (1) fit paraître

(1) La commission municipale d'Ajaccio, dont on ne saurait trop louer les efforts pour développer et faire prospérer la station d'hiver de cette ville, a mis à ma disposition cinquante exemplaires du livre de M. Piétra-Santa sur Ajaccio: j'ai distribué cet ouvrage qui donne une si bonne description de la ville et du pays, aux sommités médicales du continent.

son excellente monographie, (la Corse et le climat d'Ajaccio), où les avantages du climat de la Corse sont analysés avec soin : ce livre décida la création de la station. Bennet, qui occupe à Menton une situation médicale importante, visita Ajaccio à plusieurs reprises, en apprécia les avantages avec impartialité et dans la notice détaillée qu'il donne du climat et de la ville dans son ouvrage (Winter in the south of Europe, livre qui a eu 6 ou 7 éditions) il déclare « que la Corse offre aux valétudinaires des ressources encore inconnues » Il espére » qu'en faisant connaître la jolie petite ville d'Ajaccio, il ajoutera une station d'hiver à celles qui existent dans le midi de la France. »

Ribton, chassé par le froid, quitta Menton en 1867 et avec une colonie d'Anglais vint se fixer à Ajaccio. Son livre (Corsica in 1868) est remarquable par la comparaison qu'il fait entre le climat de la Rivière de Gênes et celui de la Corse, comparaison tout à l'avantage d'Ajaccio. Vers la même époque, Biermann gravement malade, vint demander la santé au climat d'Ajaccio. Promptement rétabli, il écrivit son livre (Die Insel Corsica und Ajaccio als climatischer Kurort), bonne monographie que complète une récente publication du même auteur (Climatische

Kurorte — 1872.)

Depuis la guerre, diverses raisons ont éloigné Ripton et Biermann. La station qui avait compté jusqu'à 300 malades, n'avait plus de médecin continental. Ce fut alors que quelques amis m'engagèrent à aller m'établir à Ajaccio. Depuis dix mois, je souffrais de pneumonies caséeuses qui récidivaient avec une incroyable ténacité, résistant à l'influence des divers climats de la Provence, aux cures thermales, aux traitements les plus énergiques et les plus rigoureux. Surmontant les plus injustes préventions, ce fut à mon corps défendant que je débarquai à Ajaccio, ayant dit à mes amis un adieu que je croyais définitif, et cherchant un coin où je pusse mourir tranquillement. Je trouvai le magnifique pays que vous décrit Donné, des gens bienveillants et empressés, une rapide amélioration dans mon mal et l'espoir de recouvrer la santé. — Il faut avoir passé par ces angoisses du découragement et avoir subi ces tristesses causées par la menace d'être séparé d'objets chéris pour apprécier le bonheur que vous donne l'espoir de la guérison. La sérénité du beau ciel d'Ajaccio descendit dans mon cœur et je me promis de raconter avec reconnaissance les merveilleuses cures opérées par ce splendide climat. C'est ce que j'essaie de faire d'une manière brève dans les lignes qui suivent.

Quand un confrère venait me trouver dans mon cabinet pour me vanter ses thermes ou sa station, je lui demandais « Que guérissez-vous d'une manière certaine ? » et d'après sa réponse, je lui présentais tel de mes clients qui me semblait rentrer dans la catégorie des guérissables.

Je vais essayer ici de répondre à la question que je posais autrefois et de donner une esquisse du climat, d'étudier son action physiologique et enfin d'énumérer les affections dans lesquelles son influence est bienfaisante, sans cacher que la station doit être séverement interdite aux malades affectés de certains états pathologiques.

Nouveau venu, j'ai fait appel à l'expérience de ceux qui m'ont précédé et mettant à profit ma connaissance des langues anglaise et allemande, j'ai pu profiter des observations de Bennet, de Ripton et Biermann.

LE CLIMAT D'AJACCIO.

Le climat d'Ajaccio est un climat maritime tempéré, constant, à action tonique et reconstituante. Il faut insister sur ce point. On ne saurait en effet comparer notre climat à celui de Funchal, de Pau, d'Amélie. Ces stations agissent d'une façon complètement différente ; leur influence est *dépressive* et *calmante.* Admirables quand on doit combattre les symptômes inflammatoires aigus, des affections thoraciques à marche rapide, foudroyante, arrêtant l'évolution tumultueuse des masses tuberculeuses et calmant les hémorrhagies, ces climats sont inefficaces quand il s'agit de raviver les fonctions de la peau, de réveiller la puissance digestive et assimilatrice de l'organisme et enfin d'arrêter la phtisie dans la période d'abattement et de collapsus qui précède de peu la terminaison léthale de la maladie.

Un triple cercle de montagnes élevées protège Ajaccio contre les vents du nord, de l'est, du midi et de l'ouest. Les vents du sud-ouest qui soufflent quelques fois, sont tièdes et chargés d'humidité saline. Ils nous amènent *la pluie* (le nombre des jours de pluie pendant les six mois d'hiver (15 octobre — 15 avril,) sont, d'après une moyenne de cinq années au nombre de *dix.* (Nosadowsky).

Voici la quantité de pluie tombée pendant 6 ans:

1862.	557,79 Millimètres.
1863.	577,75
1864.	774,50
1865.	623,25
1866.	563,00
1867.	528,50

D'après Dürhssen la moyenne de 6 années pour Madère est de 763,36 millimètres.

A Pau, on compte 118 jours pluvieux par an, à Nice 60, à Menton 80, à Ajaccio 48.

La température est remarquable par sa constance.

La transition des saisons est presque insensible.

Voici la température comparée de quatre stations importantes.

	PAU Dr Ottly moyenne de 10 ans.	MENTON Dr Bennet moyenne 10 ans.	NICE Risso moyenne de20 ans.	AJACCIO Nosadowsky moyenne de 5 ans.
Octobre	13°,77	17°,77	16°,8	19°,44
Novembre	8°,18	12°,22	12°,6	14°,15
Décembre	6°,11	8°,88	9°,2	11°,71
Janvier	4°,94	9°,00	8°,1	10°,25
Février	6°,27	9°,11	9°,5	11°,70
Mars	8°,89	11°,11	11°,2	12°,46
Avril	12°,11	14°,70.	14°,5	14°,63
Moyenne de l'année.	13°,4.	16°,1.	15°,9.	17°,55.

L'*hygromètre* accuse un degré élevé d'humidité, La moyenne annuelle est de 87 à 88 ; à Menton elle est de 57,48, à Nice de 58, à Hyéres de 56,47, à Pau de 85, à Madère de 75 à 87.

C'est un des traits distinctifs du climat d'Ajaccio

d'avoir *sans pluie*, par un beau ciel et un chaud soleil, une atmosphère chargée *d'humidité* et *d'humidité saline.*

La pression barométrique est de 761 millimètres c'est-a-dire que l'air fortement comprimé, contient sous le même volume une quantité d'oxygène plus considérable ; en même temps les variations barométriques sont peu marquées : l'écart maximum est de 22 millimètres.

Le *sol* est granitique et ce fait a une grande importance ; les détritus du granit sont denses et compactes, leur pulvérisation est grossière ; voilà pourquoi Ajaccio n'a ni *boue*, ni *poussière*, immense avantage sur la Rivière de Gênes, Alger, le Caire où le mistral, le simoün, le khamsin soulèvent des flots de poussière impalpable qui pénétrent dans les bronches et irritent les organes respiratoires. Tels sont les points principaux qui mettent en saillie le climat d'Ajaccio : il a les avantages d'un climat insulaire, humide, salin, à température moyenne et constante protégé contre les grands vents, sans variations barométriques brusques, sans boue, ni poussière.

ACTION PHYSIOLOGIQUE ET THÉRAPEUTIQUE DU CLIMAT D'AJACCIO.

L'action physiologique d'un climat aussi nettement déterminé est très-active et se manifeste immédiatement. Les arrivants voient toutes leurs sécrétions s'activer. La respiration cutanée augmente notablement, des sueurs abondantes se manifestent aux aisselles, aux pieds, au point d'imprégner le cuir des chaussures : le cérumen des oreilles est si abondant, qu'il cause parfois une surdité passagère. Ces phénomènes s'accompagnent d'une augmentation dans la sécrétion urinaire ; l'urine très-chargée dès le début, exhale une odeur spéciale et sa densité augmente. Le foie augmente de volume et la sécrétion biliaire est activée ; en même temps les sécrétions intestinales copieuses provoquent des selles faciles et nombreuses. Les testicules subissent aussi l'influence générale, de même que les ovaires ; les menstrues sont plus rapprochées, plus abondantes ; elles apparaissent d'une manière plus nette : hémorraghies franches le premier et le second jour, puis cessation brusque, suivie d'hypersécrétion muqueuse. Tout le système génital est dans un état d'éréthisme qu'il faut calmer : le pouls devient rapide et vibrant ; l'impulsion cardiaque est forte, les battements du cœur sont vifs et brusques. A ce moment, il importe de prévenir la surexcitation générale et d'éviter les congestions des organes internes. Les malades arrivent fatigués, ayant passé plusieurs nuits, soit en chemin de fer, soit en bâteau ; ils arrivent souvent sans transition d'un climat froid et humide dans un climat chaud et excitant : le voyage sur mer, utile quand il a provoqué des vomissements chez les malades affectés de maladies thoraciques, laisse dans bien des cas, une certaine surexcitation. Il est utile de calmer le malade : un bain de son détendra ses nerfs, un régime spécial le remettra. Quelques fois il faut combattre la constipation, souvent un éméto-cathartique est nécessaire pour prévenir l'embarras gastrique. Il faut avertir les arrivants de la nécessité d'une acclimatation graduelle, leur recommander la sobriété ; ils se méfieront des vins corses, excellents, mais très-capiteux. Ils surveilleront les sueurs et changeront chaque jour leur gilet de flanelle, qu'il importe de faire sécher. La laine est le vêtement des pays chauds ; je ne fais d'exception que pour les bas, qui doivent être en coton, la laine s'imprègnant et jouant le rôle d'éponge.

Les premiers jours, le sommeil est agité, interrompu ; la poitrine semble comprimée : la sécrétion bronchique est trés abondante et la respiration difficile. Le malade se plaint d'une certaine anxiété : il est inquiet, cherche le mouvement, le grand air, en un mot, il ne tient pas en place. La revivifications des fonctions de la peau, l'évacuation du tube digestif, le réveil de l'appétit et des forces assimilatrices et nutritives viennent changer la scène. Le malade se calme tout en restant actif. Tel qu'on porta du bateau à l'hôtel, fait aprés huit jours des promenades de deux à trois heures. L'hypersécrétion bronchique a dégagé les bronches obstruées et on constate le murmure vésiculaire dans certaines parties du poumon qui ne respiraient pas au début. L'appétit est très developpé et il est étonnant de voir la quantité de nourriture absorbée par des malades, qui a leur arrivée étaient dégoutés et languissants. Les couleurs reviennent, l'œil esf plus vif, les ongles deviennent fermes et luisants, les poils et les cheveux sont durs, colorés, brillants. Les malades augmentent de poids et engraissent. Ils ont conscience de leur force, l'espérance renait, le moral se rasserène, la gaité revient.

Les flux supprimés (menstrues, hémorrhoïdes), reparaissent et certaines affections cutanées répercutées sur les organes internes se reproduisent de nouveau à la surface de la peau.

L'action du climat sur les constitutions affaiblies est immédiate et d'autant plus frappante qu'elle se manifeste à l'époque du développement sexuel et à l'âge de la puberté. On voit arriver ces enfants à la poitrine déformée à la tête volumineuse, aux traits grossiers, au nez et aux lévres épaisses : les ganglions sont engorgés du cou et témoignent des ophthalmies et des éczémas du cuir chevelu et des lèvres ; l'abdomen est volumineux, les chairs flasques, pas de muscles et de la mauvaise graisse. L'appétit est comme engourdi, l'enfant tousse fréquemment et les bronchites siègent de préférence au sommet des poumons. Ces enfants là sont métamorphosés en quelques mois : le réveil de l'assimilation, l'activité nouvelle des fonctions de la peau, la nature de l'air respiré, transforment ces organismes dont la débilitation dépend du vice de nutrition ; mal et incomplétement nourris par un lait vicié ou trop rare, sevrés de trop bonne heure, mis d'une manière prématurée au régime des bouillies, ces enfants souffrent dès le debut de la vie. Plus tard la diathèse transmise par l'hérédité manifeste son influence : ces anémiques deviennent scrofuleux et sur 100 scrofuleux, 90 deviennent tuberculeux. C'est au moment où la peau fonctionne mal, où les vaisseaux blancs souffrent, où les ganglions s'engorgent, où la respiration gênée et par la conformation vicieuse et par les catharres fréquents : c'est lorsque l'impulsion cardiaque perd de sa force et l'activité assimilatrice de sa puissance : c'est alors dis-je, que le climat tonique et reconstituant d'Ajaccio exercera le mieux sa bienfaisante influence. L'instauration menstruelle sera facilitée par l'action irritante et congestive de l'air salin et de la chaleur combinés. L'action est la même dans les cas où une fièvre grave, des couches laborieuses, des affections internes longues et épuisantes, des suppurations prolongées ont affaibli l'organisme. Les convalescences vont au galop.

Mais si notre station est utile pour rappeler un flux supprimé (menstrues, hémorrhoïdes), si, en faisant usage des eaux de la Caldaniccia, situées à 40 minutes de la ville, et des eaux d'Orezza (qui nous arrivent fraiches et dont l'activité est par cela même décuplée), on peut, soit raviver les maladies cutanées répercutées, soit refaire le globule rouge et modifier la fibrine du sang chez les chlorotiques, il faut craindre aussi de favoriser des congestions actives, de provoquer des hémorrhagies graves, de réveiller des états inflammatoires qui, sous le coup de fouet donné par le climat, prendraient une marche rapidement grave et promptement fatale.

Les caries scrofuleuses, les tumeurs blanches, les trajets fistuleux, sont améliorés et quelques fois guéris par l'usage des boues sulfureuses et ferrugineuses, par l'emploi des bains de mer chauds et l'action simultanée des bains sulfureux, qui aident à la modification générale de la constitution par le climat.

Les affections du larynx guérissent vite à Ajaccio. Souvent l'état inflammatoire passager qui se manifeste dès le début, entraine la guérison d'un vieux catarrhe chronique. L'air chaud et quelques cautérisations légères au nitrate d'argent triomphent des pharyngites et laryngites folliculaires chroniques. L'hypersécrétion glandulaire et la modification dans les sécrétions bronchiques (les crachats deviennent salés), amènent une amélioration rapide dans le traitement des raucités dues à la nature visqueuse des sécrétions glandulaires du larynx. L'épaississement de la muqueuse entrainant l'aphonie, soit par suite de l'augmentation du volume des cordes vocales, soit par suite de la chute d'un pli muqueux hypertrophié de la paroi postérieure du pharynx sur la glotte, est très aisément combattu par des solutions de tannin, puis d'alcool: les gargarismes avec l'eau de la

Caldaniccia améliorent promptement cet état. Les ulcérations de l'épiglotte, les érosions muqueuses, les ulcères qui siègent dans les follicules, qui ont été inutilement traités dans des climats froids et humides, cèdent avec une étonnante rapidité à l'action des médicaments, quand ceux ci sont employés dans notre Station. Les blénnorrhagies broncho-trachéales s'amendent rapidement sous l'action des vapeurs térébenthinées, par le séjour prolongé sous les pinèdes de Bastélica et les gargarismes alunés.

Dans l'ectasie bronchique, on modifie très rapidement les crachats, en empéchant leur décomposition. Des promenades sur les bords de la mer, du coté de Barbicaja où les collines répercutent la chaleur solaire et où l'atmosphère chaude est chargée de chlorure de sodium et des exhalaisons aromatiques des orangers, des citronniers, des maquis, suffisent pour enlever aux sécrétions pulmonaires melangées aux produits des cavernes leur caractère de fétidité, pour diminuer leur abondance et pour prévenir le dégout causé au malade par l'expuition de crachats décomposés.

Enfin les selles abondantes et les congestions hémorrhoïdaires aident à la guérison des catarrhes causés par la pression des matières fécales sur l'aorte descendante, pression dont l'effet immédiat est d'augmenter la tension dans les capillaires bronchiques. Le réveil de l'activité cardiaque et l'accélèration de la circulation contribuent à soulager rapidement les catarrheux chez lesquels il y a stase dans les veines bronchiques par suite de lésions de l'orifice veineux de l'oreillette gauche ou de l'insuffisance de la mitrale.

Les *ulcérations tuberculeuses* du larynx ont ici une marche assez rapide, lorsque l'ulcération folliculaire est infectée par la contagion des détritus tuberculeux provenant des poumons. Dans ma Dissertation inaugurale de Würzburg (de l'évolution des tubercules dans les muqueuses. 1855), j'avais signalé la marche exceptionnellement rapide de cette fatale complication. Le climat d'Ajaccio est peu utile dans ce cas, et pour être plus vrai, il active la marche du processus. Le tubercule siège sur les bords et au fond de l'ulcération ; il se ramollit rapidement étend la surface de l'ulcération qui se creuse. La muqueuse est détruite, la chondrite commence ; le cartilage se ramollit, est rejeté, sans qu'il soit possible d'arrêter l'évolution. Le palliatif qui dans mes mains s'est montré le plus efficace est l'acide phénique employé au début et les fumigations de vin aromatique dans lequel on a fait bouillir des feuilles et des fleurs de jusquiame.

Les *ulcérations syphilitiques* du larynx et du pharynx changent d'aspect. Un bourrelet rouge remplace l'aspect livide des bords et l'ulcération devient d'un violet vif, puis elle saigne aisément. Si l'on intervient alors avec du calomel, avec des solutions concentrées de sublimé, on voit les ulcérations se modifier, se combler et se cicatriser. Il faut une surveillance journalière et une médication active. Signalons l'aspect verdâtre et sale que donne à la langue l'emploi du calomel.

Les *maladies chroniques de l'utérus*, les inflammations péri-utérines, les métrites chroniques, les anémies consécutives à de longues suppurations de la matrice et de ses annexes, les affections nerveuses symptomatiques de l'affaiblissement général et des arrêts dans l'assimilation et des troubles de la nutrition, les aménorrhées et les dysménorrhées qui se produisent chez les femmes épuisées, sont modifiées très heureusement par un séjour pendant l'hiver à Ajaccio, par le climat, par l'usage des eaux sulfureuses de la Caldaniccia, par les eaux d'Orezza récemment recueillies employées en boisson, par les bains de mer chauds. Tous ces facteurs sont des éléments fort actifs dans le traitement de ces affections chroniques, s lentes à guérir dans les climats humides et froids. Mais remarquons le de nouveau, toutes les fois que des hémorragies sont à redouter, quand il faut craindre l'augmentation du flux menstruel normal (hématocèle, métrorrhagies, polypes etc.), la station d'Ajaccio est formellement contr'indiquée.

Nous obtenons des résultats remarquables dans le traitement de la *syphilis tertiaire*. Le climat en augmentant les sécrétions favorise la purification du sang. Tout d'abord, les symptômes s'exaspèrent et des organes profonds, l'affection se porte à la peau. Les ulcères se creusent, les gommes se ramollissent et se vident au dehors, les manifestations tertiaires de la gorge et de l'anus s'aggravent. Mais après cette période d'augment, on voit les médicaments agir d'une façon héroïque. Le seul composé mercuriel réellement actif dans ce climat est le sublimé ; il est supporté à des doses énormes sans causer de gène, de fatigue ni de salivation. — Je publierai plus tard des observations curieuses, qui établissent l'effet thérapeutique admirable de doses considérables de bichlorure de mercure, employé pendant un temps fort court, chez des sujets qui ont de l'appétit, qui assimilent largement, qui transpirent et qui ne sont pas constipés. Au contraire l'iodure de Potassium, employé avec prudence n'a pas ici montré son efficacité reconnue et dans plusieurs cas, j'ai observé des hémorragies bronchiques après l'ingestion journalière de 0,75 ctg. d'Iodure dans du sirop d'écorces d'oranges amères. La médication mixte, les frictions mercurielles alternantes recommandées par Sigmund, ne m'ont donné aucun bon résultat. Pour que la cure soit rapide, je fais faire un exercice régulier, sans fatigue ni efforts, je fais prendre 2 à 3 litres de lait chaque matin et j'interdis d'une manière absolue l'alcool, les fromages fermentés, les viandes noires, les veilles et le coït. J'ai constaté ici en quelques semaines la diminution des ganglions, indurés et avec le temps, ils semblent revenir à l'état normal. Or la syphilis ne peut être considérée comme guérie, tant qu'un seul foyer d'infection subsistera dans le système lymphatique.

Le praticien qui aura lu les lignes précédentes saura d'avance quelles sont les *affections thoraciques* modifiables et guérissables par un séjour à Ajaccio pendant l'hiver. Comme prophylaxie, on obtient des résultats réguliers. On modifie presque toujours les fonctions de la peau. On diminue le dépôt caséeux dans les ganglions, on relève l'assimilation. Tout processus dont le résultat final est le dépôt de substance caséeuse ou tuberculeuse dans le poumon, débute par des lésions cutanées; certains produits nuisibles que la peau devait éliminer de la circulation restent accumulés dans le sang et si l'échange de substance se rallentit, si l'assimilation diminue, l'infiltration tuberculeuse envahit le parenchyme pulmonaire, le dépôt de substance caséeuse augmente et l'organe essentiel à l'hématose se trouve lésé dans son activité fonctionnelle. Or le climat d'Ajaccio combat victorieusement les symptômes du début; il augmente les sécrétions, ravive l'appetit et active l'assimilation.

Biermann a constaté chez tous ses tuberculeux une augmentation régulière du poids du corps, augmentation qui dans un cas a été le quart du volume total du malade à son arrivée dans l'île.

Quand les masses tuberculeuses ont été déposées sans retentissêment fébrile et qu'elles n'ont pas provoqué de réaction inflamatoire vive, quand l'évolution du tubercule est lente, qu'elle ne s'accompagne pas de pneumonies interstitielles, quand le tubercule tend à subir la métamorphose graisseuse, quand le tissu pulmonaire n'est pas ulcéré, détruit par un rapide ramollissement et que des hémoptisies abondantes n'accompagnent pas un état général grave, dans ces cas là, le séjour à Ajaccio agira de trois façons :

1° Le climat Corse rallentira la marche des tubercules et par conséquent facilitera la conservation du parenchyne pulmonaire et la régression graisseuse du dépôt caséeux.

2° Il combattra la disposition des phtisiques à l'atonie des organes de la digestion, le manque d'appetit qui s'accompagne de rougeur et de desquammation de la langue, de productions analogues au muguet du jeune âge, de dégout, de diarrhée causés par les ulcérations intestinales ; en un mot le climat réveille les fonctions digestives et prévient les complications tuberculeuses du coté de l'intestin.

3° Enfin après une surexcitation initiale dans les sécrétions bronchiques, on voit des portions de parenchyne pulmonaire reprendre leurs fonctions, les crachats perdent de leur *viscosité*, leur abondance diminue, et chose importante les qualités septiques des crachats sont modifiées, leur mauvaise odeur disparait, leur décomposition dans les vomiques est moins rapide. Les cavernes se déssèchent, diminuent de volume, et un séjour éstival à Bastelica, (à 3,000 pieds au dessus du niveau de la mer, dans les pinèdes de pins laryx), succédant à une saison d'hiver à Ajaccio, complètera la cure d'une manière radicale.

Ajoutons que les récidives de peumonies caséeuses sont très rares chez les malades qui séjournent dans notre ville: que les pleurésies guérissent avec rapidité, quand à l'influence générale de l'air salin et de la température tiède et constante, on joint l'emploi de l'hydrothérapie à l'eau de mer avec fortes frictions consécutives et la pratique de la gymnastique.

Enfin à la dernière période de la phtisie, quand la momification est presque complète, on obtient encore d'heureux résultats. Biermann en 1868 avait plus de 300 malades et surtout cette dernière catégorie des anémiques désesperés était très-nombreuse. Il n'eut à constater qu'un seul decès et cela chez un hollandais qui avait eu d'effrayantes hemophisies. Mentionnons, pour être complet, les résultats obtenus par Biermann dans l'asthme ; le climat diminue les attaques, qui cèdent bientôt aux injections sous-cutanées de morphine.

LA STATION EN 1872-73.

DÉTAILS LOCAUX.

Je crois que le court exposé qui précède aura éclairé la religion du médecin sur le mode d'action et les avantages du climat d'Ajaccio.

Ces avantages, l'Angleterre, l'Allemagne, la Russie les ont reconnus : ces pays apprécient comme il le mérite le séjour en Corse. Les étrangers sont venus. Les français seuls n'ont pas paru. Ceci tient surtout à *d'injustes préventions* contre le caractère et la sociabilité des Corses et je suis d'autant plus libre de traiter ce point, que j'ai moi-même eu à lutter contre ce sentiment irréfléchi de répulsion et de défiance.

Un touriste, un artiste *L. de St Germain* a écrit un livre charmant sur la Corse (Itinéraire descriptif et Historique de la Corse, Hachette. 1869.), et voici comment il commence: «J'ai parcouru la Corse pendant plusieurs années, à pied, sans lettre de recommandation. J'ai été constamment reçu avec une bienveillance et une affabilité que je n'ai retrouvées nulle part» . Et plus bas. «Les lettres de recommandation loin d'être utiles sont nuisibles; car elles classent de suite les voyageurs dans un parti et lui font perdre immédiatement le bénéfice du *jus hospiti* qui est le devoir auquel les Corses ne manquent jamais (Loco Cit. VII).

Depuis Sénéque jusqu'à Glatigny on a *calomnié* les Corses. Le philosophe romain était excusable: il avait passé huit ans consécutifs, huit ans de ses meilleures années dans une tour, au Cap corse. C'est ce qui explique l'aigreur de son terrible distique. Quant à Glatigny, sa satyre tombe à plat; le terrible gendarme corse qni sépara la chienne du maître et tourmenta le poëte bohème était né sur le continent.

L'auteur des « fifres et siflets, » aurait donc mauvaise grâce à se plaindre de la sauvagerie et de la barbarie des Corses : tout au plus pouvait il regretter le « trop de gendarmerie », et cette utile abondance prouve que le banditisme n'est pas le plus fort dans l'île. Disons le nettement, dussions nous faire fuir les amis du pittoresque et ceux qui cherchent les émotions fortes : à cette heure, il n'y a plus de bandits en Corse. Aujourd'hui les *vendetta* se taisent devant les décisions des jurys d'honneur, devant l'action conciliante des curés et des évêques. Les journaux publient, les notaires enregistrent des « traités de paix », qui terminent par un embrassement général, par une réconciliation chrétienne et touchante, des haines de familles vieilles de plus de cent ans.

Le touriste qui visite l'intérieur de l'île trouvera chez le paysan et le berger une *hospitalité* simple et un peu primitive, il faut l'avouer; mais il ne sera pas dépouillé, écorché, volé, exploité par des aubergistes avides. L'étranger voit avec étonnement le

Corse refuser tout salaire : offrir de l'argent à son hôte, c'est l'insulter. Ici, ce n'est pas un vain mot : l'hospitalité se *donne*. Il n'y a pas d'exemple depuis 10 ans, d'étranger volé dans ses périgrinations. En parcourant les résumés des arrêts judiciaires, on constate que le nombre de Corses condamnés pour vol est peu considérable et l'hospitalité, le jus hospiti, comme dit St Germain, protège l'étranger contre toute agression.

Depuis 5 à 6 ans, la station est fréquentée par les étrangers qui sont aisément reçus dans *des cercles* où une salle de journaux, de bonnes bibliothèques, un restaurant, une salle de billard etc., rendent au malade le temps plus court et les journées plus agréables. On trouve dans ces cercles soit la jeunesse libérale, soit les représentants un peu plus âgés du commerce et des professions libérales, soit des employés ou des rentiers. Tous les étrangers sans exception ont été enchantés de la cordialité et de la prévenance polie des membres de ces cercles et des liaisons durables ont succédé aux relations banales d'étranger à insulaire.

Sans avoir les *ressources* des villes du littoral, Ajaccio offre aux étrangers un opéra italien, des soirées et réunions nombreuses ; le préfet donne le signal et tout étranger reçoit, s'il en fait la demande, une invitation fort recherchée. Outre les promenades sur le bord de la mer, sur la place Diamant, sur le port, il y a de charmantes excursions à faire, à pied, à cheval, en voiture, en barque, soit à Barbicaja, le pays des orangers mandarines et sanguines, soit à Castelluccio et aux Milleli, jardin des Bonaparte ; on y voit le chêne où Napoléon aimait à se reposer ; soit à Alata, ou à Cauro, soit enfin à Chiavari ou aux Sanguinaires, îlots de granits rouge qui ferment à demi le golfe.

A l'intérieur, le touriste fera l'ascension du monte Rotondo, un des pics les plus élevés de la Corse, et du sommet duquel on jouit d'une des plus belles vues du monde : « A ses pieds on voit toute la Corse, moins la charmante Balagne que voile le mont Cinto et l'œil découvre les côtes de France et d'Italie depuis Nice jusqu'à Civita-Vecchia, les Alpes, les Apennins, ainsi que la Sardaigne, les îles de Capraïa, d'Elbe et de Montechristo. Plus élevé que l'Apennin, le monte Rotondo a de plus que le mont Blanc, la mer et le soleil d'Italie ». (Valéry, Voyage en Corse 137).

L'artiste et le poëte voudront voir la Scala di Santa Regina, la piève du Niolo et les lacs sinistres, l'Ino et le Créno ; ils visiteront les Pozzi, puits curieux près de Bastelica, qui contiennent des truites délicieuses — les forêts d'Aïtone et de Valdoniello, où les pins laryx atteignent une hauteur de trente cinq mètres et une circonférence de dix mètres et tant d'autres endroits pittoresques inconnus et, ce qui n'est pas un mince agrément, peu fréquentés.

Prenez pour guide, outre St Germain, un livre qui va paraitre dans quelqus jours sous le titre modeste de *Notes sur la Corse*: ce volume contient des descriptions pittoresques, des pages remplies d'humour et de verve sur la Corse et les Corses.

Miss Campbell son auteur, a créé à Ajaccio la Colonie Anglaise. Bennet et Ripton sont partis; Miss Campbell est restée et depuis cinq ans, elle vient passer ses hivers à Ajaccio, qu'elle aime et qu'elle sait faire aimer. Apôtre convaincue, sans être une aveugle admiratrice, elle a contribué à éviter aux nouveaux arrivants, les mille ennuis et désagréments inhérents au début d'une station. Elle pilote ses concitoyens, leur conserve les Milleli et le chêne célèbre, les introduit dans la société Ajaccienne et appelle en Corse tous ceux qui cherchent la santé et le plaisir. Elle a contribué à améliorer le service et le confort des hôtels. Grâce aux conseils de Miss Campbell, l'*Hôtel de*

France, situé sur la Place Diamant avec vue sur le port et sur la mer est devenu un hôtel de premier ordre. Sa position au centre de la ville, son excellente table, en font le rendez-vous de la société Anglaise qui s'installe dès la mi-octobre. Les prix de la chambre, pension service etc varient de7 à 10 fr. par jour.

Le docteur Biermann, habitué aux Stations d'hiver et sachant «que le confort vaut 2 à 5 degrés de chaleur» a provoquê la création de l'*Hôtel Germania*, tenu par Dietz. — Cet hôtel, exposé au midi, avec vue sur la mer et sur la vallée Grandval, récemment construit, meublé à neuf, est ordinairement habité par les Allemands, les Américains, les Russes et les Suédois. La pension (café au lait, déjeuner, diner.) est un peu chère, 150 fr. par mois: mais elle est soignée, abondante et variée. L'hôtelier et sa femme n'épargnent rien pour contenter leurs clients et bien que le départ de Biermann ait privé Dietz de son meilleur appui, cet hôtel est assez fréquenté; le prix de la chambre varie suivant l'étage, de 2 fr. 50 à 6 fr. *par jour*.

Comme bons hôtels de second ordre, citons l'hôtel de Londres, l'hôtel de Paris, l'hôtel d'Europe, l'hôtel du Nord. Les prix sont beaucoup moins élevés qu'à l'hôtel de France et à l'hôtel Germania; les propriétaires sont désireux de plaire à l'étranger et chaque année amène un nouveau progrès. Il est avantageux de diner à l'hôtel qu'on habite; le malade n'est pas obligé alors de sortir après diner et il évite de s'exposer à la fraicheur du soir.

Pour les familles, on trouve en ville des appartements garnis, avec attirail complèt de cuisine: les bonnes cuisinières sont chères à Ajaccio, mais tous les étrangers qui ont essayé de manger chez eux, ont été satisfaits et ont réalisé de notables économies.

Enfin, ceux qui veulent le confort et le luxe, à Ajaccio offre les villas délicieuses du cours Grandval, sises à 50 mètres au dessus du niveau de la mer, avec vue sur le golfe, au milieu de la vallée la plus chaude et et la plus belle des environs d'Ajaccio. Ces charmantes habitations, parquétées, meublées avec luxe, avec leurs jardins plantés de citronniers, d'orangers, de palmiers, d'aloés, rappellent à mon souvenir les villas célèbres de Mittellagio ou d'Isola-Bella. Ces bijoux d'architecture et d'aménagement peuvent loger aisément 10 à 12 personnes : le prix est de 3,000 francs pour les deux villas dernieres et de 5,000 pour les deux premieres pour tout la saison. Tout ce qui est nécessaire à la vie la plus luxueuse s'y trouve, moins les draps, le linge de table et de toilette et l'argenterie.

Ajaccio a pour plaire aux gourmets, des cuisiniers habiles et des produits succulents : outre les frères Grimaud, les Chevet de l'endroit, Elie, l'ancien chef de M. Schneider prépare des dîners dignes de la Maison-Dorée. Les Corses vantent l'élixir de myrthe et les pralines de Bonnet : mais la véritable spécialité d'Ajaccio, le met célèbre et digne d'être loué, c'est le paté de merles de Corse, comme le prépare Guidon.

St Germain célèbre « le moka et les glaces du café du Roi Jérôme, glaces au fruit comme il n'en est jamais sorti des officines de Blanche ou de Tortoni (coco lit. page 81). Sans pousser l'enthousiasme aussi loin que le spirituel artiste, je signalerai aux étrangers la Cave de M. E. Pontana, propriétaire de ce café, cave qui contient des spécimens des vins corses, de tous les crus et d'âge plus ou moins respectable. Ces vins admirablement soignés, représentent une gamme un peu chargée en alcool, mais d'un bouquet, d'un arôme, d'une vinosité étonnants. Malheureusement le vin corse doit être bu sur place et ne peut s'expédier.

Le Golfe fournit des poissons exquis, des langoustes renommées et des coquillages délicieux. Si le pêcheur a des joîes inconnues ailleurs, (on prend à la ligne des poissons énormes, et un coup de filet vous amène des bouillabaisses à transporter de joie un marseillais), le chasseur au chien d'arrêt a des émotions non moins vives. On prend une barque et on traverse le golfe : le batelier vous dépose à l'embouchure de la Gravone et du Prunelli. Là, votre chien arrête d'abord des bécassines, à quelques pas plus loin ce sont des canards, entre autres des spatules, espèce fort délicate : un peu plus haut, sur les bords des rivières, la poule d'eau, le râle et le plongeur se dérobent devant votre chien effaré. Dans le maquis, au milieu des lentisques, en novembre et décembre on voit s'enlever bruyamment la bécasse d'une espèce énorme, lourde et très aisée à tirer dans ces taillis hauts d'un mètre au plus. Sur les coteaux court la perdrix rouge: dans les vignes, le long des vallées sommeillent au gîte des lièvres d'un gout exquis. O disciples de St Hubert ne dédaignez pas cet Eldorado de la charmante chasse, au chien d'arrêt. Dans l'intérieur on trouve le sanglier, le mouflon et quelques rares cerfs : mais le pays étant fort accidenté, ces chasses sont fort pénibles et nécessitent de nombreux traqueurs. Enfin pour être complet je parlerai des merles, des grives et des passages de cailles. On vous dira que les localités où l'on chasse sont fiévreuses. C'est vrai. Mais du 15 octobre au 15 avril, je vous défie de prendre les fièvres, si avant de sortir vous prenez une tasse de café noir, si vous ne chassez pas avant 9 heures du matin et si vous rentrez avant 5 heures du soir enfin si vous ne vous mouillez pas. Il y a des vallées fiévreuses, et connues comme telles. Les paysans n'y descendent qu'au soleil levé ; ils en remontent avant le coucher du soleil et bien qu'ils vivent d'oignon, de laitage, de fromages et de chataîgnes, il n'y a pas parmi eux, un seul fébricitant.

Enfin la Corse est suivant Gueymard, ingénieur des mines, l'Elysée de la géologie. Une descriptien des roches les plus importantes, la flore, la faune de la Corse, une notice sur les curiosités archéologiques, l'indication des lieux les plus pittoresques, des monuments les plus curieux, l'itinéraire des diligences se trouvent dans le guide de miss Campbell (Notes sur la Corse, 1868 — 1872. Ajaccio, chez Pompeani et Lluis). (1)

(1) Comme il n'existe aucune histoire d'Ajaccio, les bibliophiles peuvent consulter sur cette matière, outre le livre de Dr de Piètra Santa, déjà cité, la *Description de la ville et du Golfe* par Sorba d'Istria, Ronciglione, 1619, in 12; *Notre Dame d'Ajaccio*, par Arman, Paris, 1844 in 8° et la *Sciarabola d'Ajaccio,* notice historique, archéologique et bibliographique par Louis Campi, Paris, Dumoulin, 1871 in 8°.

Quinze heures d'une mer. qui d'après les Marseillais, semble d'huile, nous séparent de Marseille. Il faut 12 heures de bateau pour venir de Nice à Ajaccio. Enfin à ceux dont le cœur redoute les faibles balancements des flots bleus de la Méditerranée, nous conseillons la route par Livourne et Bastia. La traversée ne dure que 4 heures et l'on ne perd pas un seul instant la terre de vue. On a de plus l'occasion devoir Bastia, de traverser la Corse, de pouvoir s'arrêter à Corte, de voir le monte Rotondo et d'arriver enchanté, ravi à Ajaccio qui ne perd pas à être comparé, soit aux stations de la Corniche, soit aux villesde la Sicile, soit aux stations de l'Algérie et de l'Egypte.

Ajaccio, Villa Valéry
20 octobre 1872. 14, cours Grandval.

PAUL PICARD.

TRAVAUX SCIENTIFIQUES DU DOCTEUR P. PICARD.

De l'influence du climat de la Provence sur la guérison des plaies, mémoire lu à la Société médicale d'Émulation de Montpellier, 1852.

De l'accouchement prématuré artificiel, mémoire présenté à la Société de Médecine de Marseille, et ayant obtenu la première mention, 1854.

De l'étiologie du choléra (*Gazette hebdom., 1855*).

Des inflexions de l'utérus, compte rendu des travaux et de la clinique du professeur F. W. de Scanzoni (*Gazette hebdom., 1855*).

De l'émigration ; de l'influence du croisement des races sur la santé humaine. Discours prononcé devant la Faculté de Würzburg, le 3 mars 1855.

De tuberculorum in membranis mucosis evolutione. Dissertation inaugurale présentée à la Faculté de Würzburg, 1855.

Du bain chaud local et permanent ; nouveau mode de pensement des plaies consécutives aux grandes opérations (*1856 Gazette hebdom.*), et compte rendu de la clinique du professeur B. Langenbeck (de Berlin).

De l'herpès circiné, compte rendu de la clinique et des travaux de M. de Barensprung (de Berlin) (*1856 Gazette hebdom.*).

De l'accident primitif produit sur l'individu vierge de syphilis par la contagion des symptômes syphilitiques dits secondaires, pour obtenir le titre de membre titulaire de la Société médicale d'observation de Paris, juin 1861.

Observation de chambre mixte créé expérimentalement, lue à la même Société en juillet 1861.

Observation de tubercules des ovaires, lue à la même Société en décembre 1861.

Des flexions de l'utérus, thèse présentée à la faculté de Médecine de Paris, 1862.

De l'apoplexie des ovaires mémoire présenté à la Société de Médecine de Marseille, 1867.

Du traitement de la fièvre typhoïde. Marseille 1868.

Ligature de la carotide primitive (Observation prise dans le service du docteur Picard (Hôpital de la Conception).

Sous Presse : du même auteur.

Manuel des opérations obstétricales. (avec 250 figures).

Cours d'Embryologie professé en 1869 — 1870 à l'Académie de Médecine de Marseille, (avec 70 planches).

TRADUCTIONS.

Principes de chimie agricole, par le baron J. de Liebig traduit de l'allemand par le docteur Paul Picard. Paris, 1856, chez Firmin Didot.

Précis de l'art des accouchements, par F. W. de Scanzoni, traduit de l'allemand par le docteur Paul Picard. Paris, 1859, chez Victor Masson.

La syphilis constitutionnelle, par R. Virchow, traduit de l'allemand par le docteur Paul Picard. Paris, 1860, chez Adrien Delahaye.

La pathologie cellulaire, par R. Virchow, ouvrage traduit de l'allemand et précédé d'une introduction à la théorie Cellulaire, par le docteur Paul Picard. Paris, 1861, chez J.-B. Baillière et fils.

2e Edition. 1865.
3e Edition. 1868.
4e Edition. sous presse.

Leçons sur les affections des organes génitaux de la femme, professées à l'hôpital de Lourcine par M. Alph. Guérin, et recueillies par le docteur Paul Picard, interne du service, chez Ad. Delahaye. Paris 1864.

208

SERVICE DE BATEAUX A VAPEUR

Compagnie Valéry.

Départ de *Marseille* pour *Ajaccio* :

Chaque mercredi soir, à 5 heures, (courrier de Tunis).
Chaque vendredi matin à 9 h. (courrier de la Corse).

Départ de *Nice* pour *Ajaccio*.

1872.	Les mercredis soir,	2, 16, 30	octobre.
	« «	13, 27	novembre.
		11, 25	décembre.
1873	« «	8, 22	janvier.
		5, 19	février.
	«	5, 19	mars.
		2, 16	avril.
		8, 22	mai.

Départ de Livourne pour Bastia.

Cie. VALERY. Tous les mercredis soir, à 8 h.
Cie. RUBATTINO. Tous les dimanches matin à 9 h.

Service de Bastia à Ajaccio.

Départ de Bastia : à midi.
Arrivée à Corte : 8 h. soir ; diner.
Arrivée à Ajaccio : 7 h. matin.

www.ingramcontent.com/pod-product-compliance
Ingram Content Group UK Ltd.
Pitfield, Milton Keynes, MK11 3LW, UK
UKHW020354250726
13967UKWH00005B/2282

9 782012 892392